Bibliografische Information der Deutschen Nationalbibliothek:

Die Deutsche Bibliothek verzeichnet diese Publikation in der Deutschen Nationalbibliografie; detaillierte bibliografische Daten sind im Internet über http://dnb.d-nb.de/ abrufbar.

Impressum:

Druck und Bindung: Books on Demand GmbH, Norderstedt Germany
ISBN: 9783640411276

Dieses Buch bei GRIN:

http://www.grin.com/de/e-book/134043/die-behandlung-von-chronischen-schmerzpatienten-primaerversorgung-und

Andreas Arthur

Die Behandlung von chronischen Schmerzpatienten. Primärversorgung und spezielle schmerztherapeutische Einrichtungen

Eine Analyse der ärztlichen Zusammenarbeit

GRIN Verlag

Magisterarbeit

Analyse der Zusammenarbeit von ÄrztenInnen der Primärversorgung mit ÄrztenInnen in speziellen schmerztherapeutischen Einrichtungen bei der Behandlung von chronischen Schmerzpatienten

Im Rahmen des Aufbaustudiengangs „Public Health“ an der Technischen Universität Berlin

Berlin, März 2009

Inhaltsverzeichnis

R52.2; ICD10 Code: Chronischer Schmerzpatient

1. Einleitung und Public Health Relevanz

Für die deutsche Gesundheitsökonomie gab die Bundesregierung 2003 auf eine kleine Anfrage der FDP an, dass Schmerzerkrankungen der Volkswirtschaft jährliche Kosten in Höhe von 20,5 bis 28,7 Milliarden Euro verursachten (Drucksache 2003), wobei es sich hier nur um die direkten Kosten handelt und die indirekten, sowie intangiblen Kosten.

Erst langsam werden in Deutschland repräsentative aussagekräftige Studien entwickelt, die wissenschaftlich gesicherte Aussage über die Häufigkeit, Dauer und Intensität von Symptomen, Ursachen und Folgen ermöglichen. Die daraus zu entwickelnden Statistiken sind aber ein notwendiges Desiderat für die effiziente und effektive Entwicklung von Bedarfsplanungen. Zwar gab es seit Mitte der 80er Jahre immer wieder Initiativen diesem Mangel Abhilfe zu schaffen, doch bis heute klafft immer noch eine erhebliche Datenlücke. Diese konnte auch nicht durch von Mundipharma in Auftrag gegebene europäische Studie (einschließlich Israel) «Pain in Europe» geschlossen werden. Die in Analogie zu einer vorher für die USA durchgeführten Studie, versuchte in einer ersten Phase die Zahl der an chronischen Schmerzen leidenden Personen in der Bevölkerung zu ermitteln und in einer zweiten Phase Tiefeninterviews mit den Betroffenen durchzuführen. Die Studie «Pain in Europe» (von den Autoren Breivik et al.) ist die bislang grösste und tiefstgehende Studie über chronische Schmerzen in Europa.
Die Ergebnisse der Studie zeigten, dass nur 23% der Befragten bei einem Schmerzspezialisten waren und weniger als 10% angeben mit Schmerztabellen untersucht worden zu sein.

Etwa ein Drittel war der Überzeugung ihr behandelnder Arzt wäre nicht in der Lage eine Schmerzkontrolle durchzuführen und ein Viertel gaben an, ihr Arzt hätte sich intensiv mit ihren Schmerzsymptomen beschäftigt.

Dem gegenüber stehen die Aussagen von zweidrittel der Befragten, die zufrieden bzw. höchst zufrieden mit der Behandlung ihres Schmerzes waren. Auffällig ist dabei die Angabe, dass gut 70% der Befragten angaben, sich beim Hausarzt in Behandlung zu befinden. Zudem gab die Hälfte der Schmerzpatienten an, dass sie bis zu 3-mal in den letzten Monaten den Arzt aufsuchten.

Die etwas überraschend hohe Zahl der Schmerzbehandlungen durch den Hausarzt korrespondiert mit Ergebnissen einer an der Charité intern durchgeführten Untersuchung. Viele Patienten gaben an nur durch Zufall in die speziellen Schmerzzentren gekommen zu sein, oder aufgrund ihrer Eigeninitiative (z. B. durch Internet-Recherchen) den Weg dorthin gefunden zu haben. In den wenigsten Fällen aber durch eine Überweisung durch den Hausarzt.

Der summarische Überblick zeigt, dass wesentliche Defizite aus den Strukturen und Formen der Versorgungsabläufe resultieren. Eine Schlüsselposition zur Behebung, so soll in dieser Arbeit argumentiert werden, kommt dabei dem Hausarzt zu. Neben der Notwendigkeit einer primär qualitativ hochwertigen Schmerztherapie durch die Hausärzte erscheint es als sinnvoll und notwendig, dass Patienten mit Schmerzen frühzeitig in spezielle Schmerzeinrichtungen überwiesen werden.

Strukturelle und formelle Änderung der Abläufe und Versorgung können maßgeblich sein für eine nachhaltige Entwicklung von effizienten und effektiven Versorgung von chronischen Schmerzpatienten. Durch identifizierte Defizite im Verlauf des Versorgungsprozesses könnten auf diesem Sektor erhebliche Kosten eingespart werden.

Therapeutische Unwirksamkeiten durch alternative Verfahren, Fehldiagnosen, unnütze Operationen und fragwürdige Langzeitbehandlungen zur Entlastung der Gesundheitskassen und des Patienten könnten vermieden werden. Nicht zuletzt wäre ein positiver Effekt auf Chronifizierungsabläufe zu erwarten, die aufgehalten oder unterbrochen werden könnten. Dadurch könnte maßgeblich zur Verbesserung und positiven Wahrnehmung der Lebensqualität der Schmerzkranken beitragen werden und die Schmerztherapie nicht nur aus medizinischer, sondern auch aus der Sicht des Patienten als erfolgreich qualifiziert werden.

Doch aus gesundheitsökonomischer Sicht wäre noch mehr auf die Verzahnung von Versorgungsforschung und den Krankenkassen bei der Entwicklung von versorgungsrelevanten Fragestellungen und der Gewinnung wissenschaftlich fundierter Ergebnisse hinzuarbeiten, um so der Kostenexplosion bei immer knapper werdender Ressourcen im Gesundheitssystem entgegen zu treten. Insbesondere im Bereich von Schmerzerkrankungen wären versorgungsbezogene Forschungsprojekte notwendig, um Maßnahmen und Strukturen der Effektivitäts- und Effizienzsteigerung zu entwickeln und erfolgreich zu implementieren.

In dieser Magisterarbeit soll die ärztliche Einstellung in Bezug auf spezielle Schmerztherapien und die Spezielle schmerztherapeutische Einrichtung (SsE) untersucht werden.

Um dieser Fragestellung nachzugehen, wurden leitfadengestützte Interviews mit Hausärzten und Ärztinnen geführt und qualitativ ausgewertet.

Im ersten Teil der Arbeit wird der theoretische Hintergrund zum Schmerz und insbesondere zum chronischen Schmerz beschrieben. Darauf aufbauend wird die Schmerzversorgung in Deutschland gezeigt, sowie die verschiedenen Arten von Schmerzeinrichtungen.

Im zweiten Teil wird die Epidemiologie und Versorgungsforschung bei chronischen Schmerzen behandelt und durch Literaturrecherche belegt, bevor im dritten Teil das leitfadengestützte Experteninterview und die qualitative Auswertung erfolgt.

2. Theoretischer Hintergrund

Die International Association for the Study of Pain definiert Schmerz folgendermaßen:

„Schmerz ist ein unangenehmes Sinnes- oder Gefühlserlebnis, das mit tatsächlicher oder drohender Gewebeschädigung einhergeht oder von betroffenen Personen so beschrieben wird, als wäre eine solche Gewebeschädigung die Ursache."

Die gegebene Definition umfasst dabei sowohl das akute als auch ein chronisches Schmerzphänomen. Akute Schmerzen dauern nur eine gewisse Zeit an und sollen den Körper vor Schäden und Überlastung schützen; sie haben also eine Signal- und Schutzfunktion. Hingegen halten Chronische Schmerzen im Gegensatz dazu über lange Zeit an und haben ihre Signalfunktion verloren.

Manchmal hängen chronische Schmerzen gar nicht mehr mit der zugrunde liegenden Krankheit, wie der Spannungskopfschmerz, zusammen. Ähnlich verhält es sich mit chronischen Rückenschmerzen, die keine schwerwiegende organische Ursache haben. So kann z. B. ein Bandscheibenvorfall oder ein Hexenschuss bereits behoben sein; die Schmerzen halten aber weiter an.

Im Folgenden sollen in Grundzügen die Charakteristika von chronischen Schmerzen zur Darstellung kommen, da hier nur die Frage der Versorgungsabläufe in Bezug auf chronische Schmerzpatienten dargestellt werden sollen. In einem zweiten Teil sollen die organisatorischen und strukturellen Momente der Schmerzversorgung in Deutschland thematisiert werden. Ziel dieses Abschnittes soll sein, die Hintergründe, Grundlagen und Ausgangslage im Hinblick auf Interviewsituation zu verdeutlichen bzw. eine vorläufige Kontextualisierung zu gewinnen.

2.1 Chronische Schmerzen

Als „chronisch" werden Schmerzen bezeichnet, wenn sie länger als ein halbes Jahr andauern und unabhängig von der Ursache eine wichtige Bedeutung im Alltag eines Menschen haben. Sie können sich zu einer eigenständigen Schmerzkrankheit manifestieren, bei der neben physiologischen Effekten psychosomatische und verhaltenspsychologische Mechanismen eine besondere Rolle spielen. Chronische Schmerzen sind zu unterscheiden von neu aufgetretenen Schmerzen (Akutschmerzen). Im Gegensatz zu chronischen Schmerzen stellen Akutschmerzen keine eigenständige Erkrankung dar. Ihr Auftreten ist stets ein Warnsignal, das dem Schutz des Individuums vor äußeren (z. B. Wunde, Verbrennung) oder inneren Schäden (z. B. Magengeschwür, Herzinfarkt) dient. Diese Akutschmerzen können in der Regel durch die Behandlung der Schmerzursache therapiert werden.

Bei der Behandlung von Schmerzen ohne akute Ursache (z. B. unspezifische Rückenschmerzen) sollte von Anfang an versucht werden, eine Chronifizierung zu vermeiden. Die Behandlung chronischer Schmerzen erfordert ein besonderes Vorgehen, welches als „spezielle Schmerztherapie" bezeichnet wird und eine interdisziplinäre Herangehensweise erforderlich macht.

In der Gruppe der chronischen Schmerzen gehören immer wiederkehrende oder ständig vorhandene Kopf-, Nacken-, Rücken- oder auch Nervenschmerzen. Sie können nach der Ausbildung eines „Schmerzgedächtnisses" zur eigenständigen Schmerzkrankheit führen, bei der neben körperlichen Störungen auch Veränderungen im psychosozialen Bereich eine Rolle spielen. Im ungünstigen Fall hat der Schmerz massiven Einfluss auf die soziale Situation der Patienten und dominiert ihr Leben. Starke Schmerzen über längere Zeit können einen „Lernprozess" in Gang setzen und das Nervensystem für Schmerzreize sensibilisieren. Schließlich können schon geringste Reize Schmerzen auslösen und sogar dann empfunden werden, wenn deren Ursachen keine Rolle mehr spielen; eine Chronifizierung ist eingetreten.

Da chronische Schmerzen als bio-psycho-soziale Erkrankung anzusehen sind, sind Behandlungen, die sich nur den körperlichen Symptomen widmen, nicht ausreichend.

Häufig begleitet die Patienten auch eine unnötige und kostenaufwendige apparative Diagnostik, während die psychotherapeutische Behandlung vernachlässigt wird. Eine Befragung von 900 Patienten in Facharztpraxen ergab, dass von den Patienten mit chronischen Schmerzen nur 5% eine Psychotherapie erhalten hatten und weniger als 1% der Patienten mit chronischen Schmerzen in eine Schmerzklinik überwiesen worden waren (Statistisches Bundesamt 2002). Bis Patienten mit chronischen Schmerzen den Weg in eine Schmerzambulanzen oder eine Schmerzpraxis finden, vergehen oft viele Jahre, in denen sie eine Vielzahl, meist erfolgloser Behandlungen, erhalten.

In schmerzepidemiologischen Untersuchungen aus dem angelsächsischen und skandinavischen Raum kristallisieren sich Rückenschmerzen und Kopfschmerzen sowie Nacken- und Schulterschmerzen als häufigste chronische Schmerzen heraus. Ein vergleichbares Bild zeichnet sich in Studien zur Schmerzprävalenz für die bundesdeutsche Bevölkerung ab. Demnach bilden Rücken- und Gelenkschmerzen und Kopfschmerzsyndrome (Migräne, Kopfschmerzen vom Spannungstyp), gefolgt von Schmerzen in den Extremitäten und im Brust- und Bauchraum die häufigsten Schmerzen (Bellach et al. 2000).

Ergänzend sei hier auf die von Schumacher und Brähler (1999) veröffentlichten Querschnittsdaten zur Schmerzprävalenz von 1975 und 1994 verwiesen, die in zwei unabhängig voneinander durchgeführten repräsentativen Untersuchungen in den alten und neuen Bundesländern erhoben wurden. Die dort anhand des Gießener Beschwerdebogens (GBB) ermittelte Punktprävalenz ausgewählter Schmerzen variiert in Abhängigkeit von der Lokalisation zwischen ca. 32 % (Magenschmerzen 1974) und ca. 67 % (Kopfschmerzen 1994). Gegenüber 1975 zeichnete sich in der Erhebung von 1994 insbesondere eine Zunahme von Nacken-, Kopf- und Gliederschmerzen ab.

Analog zu den im Bundesgesundheitssurvey von 1998 und in einer vorangegangen Studie anhand des Fragebogens zur gesundheitsbezogenen Lebensqualität ermittelten Daten war jedoch ein Rückgang von „stärkeren" Schmerzen erkennbar (Bellach et al. 2000).

In epidemiologischen Studien zeichnet sich nahezu durchgängig eine höhere Schmerzprävalenz unter der weiblichen Bevölkerung ab.

Als Erklärungsansätze werden biologische Unterschiede sowie spezifische psychosoziale Bedingungsfaktoren des Schmerzerlebens und –verhaltens diskutiert (Zimmer 2004). Auch mit Blick auf die für die Entwicklung chronischer Schmerzen besonders vulnerable Bevölkerungsgruppe weisen die Ergebnisse bevölkerungsbezogener Studien einen hohen Übereinstimmungsgrad auf. Es handelt sich zumeist um Frauen im mittleren Alter mit einem niedrigen sozioökonomischen Status (Verhaak et al. 1998). In den Untersuchungen wurde insbesondere eine höhere Belastung an Nacken- und Kopfschmerzen unter der weiblichen Bevölkerung im Vergleich zur männlichen Bevölkerung sichtbar. Bemerkenswert ist, dass die Ausprägung der in Übereinstimmung mit anderen Studien zur Schmerzprävalenz konstatierten Geschlechtsabhängigkeit 1994 gegenüber 1975 insgesamt geringer ausgeprägt war. In Verbindung mit dem zugleich festgestellten Rückgang schwerer Schmerzzustände wirft dies die Frage nach einem Wandel schmerzbezogener Einstellungs- und geschlechtsspezifischer Sozialisationsmuster auf, die es auch Männer heute eher „erlaubt“ Schmerzen zu bekunden (Müller-Mundt 2001).

2.2 Schmerzversorgung in Deutschland

Die Erkenntnis, dass chronische Schmerzen eigenen Krankheitswert erlangen können und besondere Behandlungsformen und Einrichtungen erfordern, hatte in den USA bereits in den 40er Jahren des 20. Jahrhunderts zur Gründung der Ersten Schmerzklinik geführt. Als Begründer der modernen interdisziplinären Schmerztherapie gilt der 1994 verstorbene John Bonica. In Deutschland gibt es schmerztherapeutische Einrichtungen erst seit den 70er Jahren. Die erste Schmerzklinik wurde an der Universität Mainz unter Frey von Gerbershagen eingerichtet. Die ersten beiden kassenärztlichen Schmerzpraxen wurden 1982 in Frankfurt a. M. und Hamburg von Ärzten gegründet, die vorher als Chefärzte an ihren Abteilungen Schmerzambulanzen eingerichtet hatten.

Hinsichtlich der Anzahl der Versorgungseinrichtungen für Schmerzpatienten in Deutschland gibt es von Lindena et al. (2004) konkrete Zahlen. Nach einer vollständigen Erhebung 2002 in den Kliniken Deutschlands wird in 579 Kliniken mindestens ein schmerztherapeutisches Konzept angeboten (sowohl Ambulanzen als auch stationäre Einrichtungen), wobei ambulante Schmerztherapie weiterhin überwiegt. Daten über Schmerzpraxen fehlen bei dieser Erhebung leider. Die in Tabelle 1 eingesetzten Daten für die Schmerzpraxen entstammen dem Schmerztherapieführer von 2002, der nur Mitglieder der DGS[1] enthält. Ein aktuelles Verzeichnis der beiden großen deutschen Schmerzgesellschaften (DGSS und DGS) steht derzeit aus. Nichtsdestotrotz sieht man prinzipiell eine positive Entwicklung hinsichtlich der Anzahl der schmerztherapeutischen Einrichtungen.

---

[1] Deutschen Gesellschaft für Schmerztherapie e. V.

Lindena argumentiert aber, dass das schmerztherapeutische Angebot derzeit anhand der Zahlen eher überschätzt wird; z. B. dadurch, dass Angaben zu gemeinsamen Einrichtungen der Palliativmedizin und Schmerztherapie oder Aussagen zu Behandlungen akuter und chronischer Patienten in Rehakliniken nicht getrennt werden, so dass von einer weiterhin unzureichenden Versorgungssituation in Deutschland auszugehen ist.

Einrichtungsart	Geschätzte Anzahl
Schmerzpraxis	250
Schmerzambulanzen, monodisziplinär	200
Schmerzambulanzen, multidisziplinär	10
Schmerztageskliniken	15
Schmerzabteilungen, monodisziplinär	20
Schmerzabteilungen, multidisziplinär	10
Palliativstationen	57
Schmerzkrankenhäuser	1

Tabelle 1: Geschätzte Zahl der schmerztherapeutischen Einrichtungen in Deutschland (nach Gerbershagen 2002)

Die interdisziplinäre Behandlung von chronischen Schmerzpatienten ist der monodisziplinären hinsichtlich der Schmerzreduktion, der Abnahme des Schmerzmittelverbrauches und der Zunahme an Lebensqualität deutlich überlegen (Becker et al. 2000). In Deutschland sind 73% der niedergelassenen und 90% der an Kliniken arbeitenden Schmerztherapeuten Anästhesisten. Häufig sind Psychologen in die schmerztherapeutische Arbeit integriert.

Das Konzept einer wirklichen Interdisziplinarität verschiedener klinischer Fächer, wie sie auch in Leitlinien zur Behandlung von chronischen Schmerzen gefordert wird, ist allerdings äußerst selten realisiert (Hildebrandt 1997).

Obwohl in den letzten Jahren allgemeine epidemiologische Parameter, wie z. B. Schmerzprävalenzen, intensiv untersucht wurden, gibt es kaum Untersuchungen zur Beschreibung und Analyse von medizinischen Behandlung- und Versorgungscharakteristika von Schmerzpatienten (Kohlmann 2001).

Einige heterogene Aussagen, so z. B. zum durchschnittlichen Alter von Patienten in speziellen schmerztherapeutischen Einrichtungen und der durchschnittlichen Schmerzdauer, liegen als Basisdaten im Rahmen andersgerichteter Untersuchungen oder mit der Fokussierung auf ein bestimmtes Syndrom oder eine bestimmte Einrichtung vor (Hildebrand 1997). Flächendeckende Angaben zu Patientencharakteristika (Schmerzsyndrome, Stärke des Schmerzes, Stadium, soziodemographische und psychosoziale Variablen) in speziellen schmerztherapeutischen Einrichtungen fehlen. Lediglich zu der Verteilung von Schmerzsyndromen in 104 speziellen schmerztherapeutischen Einrichtungen in Deutschland existiert eine 1993 durchgeführte unveröffentlichte Umfrage, die Schmerzsyndrome im Bereich des Bewegungsapparates mit 45% der Kontakte, gefolgt von Kopfschmerz 30% als häufigste Gründe für die Behandlung bei einem Schmerztherapeuten angibt (Zimmermann 2001). Die prozentualen Häufigkeiten für alle Schmerzsyndrome sind in Tabelle 2 aufgeführt. Ein seit mehreren Jahren etabliertes Qualitätssicherungsprojekt („Quast"), das die Struktur-, Prozess- und Ergebnisqualität der speziellen Schmerzversorgung in Deutschland zu verbessern sucht, hat hier in einigen Bereichen eine Datengrundlage geschaffen.

Schmerzsyndrom	Zahl der Patientenkontakte/Woche	%
Bewegungssystem	2519	44,7
Kopfschmerzen	1716	30,5
Neuropathische Schmerzen	689	12,2
Tumorschmerzen	519	9,2
Ischäme	156	2,8
Medikamentenmissbrauch	34	0,6
Gesamtzahl	5633	100

Tabelle 2: Schmerzsyndrome in 104 schmerztherapeutischen Einrichtungen in Deutschland; 1993 durchgeführte Umfrage bei Schmerztherapeuten (aus Zimmermann 2001)

Ebenso wichtig wie die Qualitätssicherung in den speziellen schmerztherapeutischen Institutionen ist die Verbesserung der Verzahnung von primärer, v. a. hausärztlicher Versorgung, mit den speziellen Einrichtungen. So werden beispielsweise nach Ablauf der akuten und subakuten Behandlungsphasen Schmerzpatienten von dem Arzt der Primärversorgung häufig nicht an Schmerzspezialisten weiter überwiesen.

Gerade zu diesem Zeitpunkt werden durch eine optimale Therapie Weichen zur Vermeidung einer Chronifizierung gestellt. Falls es doch zu einer Überweisung kommt, gehen häufig Informationen verloren, insbesondere solche aus dem psychologischen und psychosozialen Bereich (Gerbershagen et al. 2002). Untersuchungen werden z. T. mehrfach durchgeführt und Behandlungszeiträume dadurch unnötig in die Länge gezogen.

Patienten bleiben häufig „Dauerpatienten“ in den hoch spezialisierten Einrichtungen, ohne dass sie wieder in der primärärztlichen Versorgung integriert werden. Obwohl die gerade aufgezählten Fakten jedem Schmerztherapeuten aus der klinischen Arbeit bekannt sind, existieren keine strukturierten Daten, die diese Patientenwege beschreiben sowie Richtungen der Patientenströme aufzeigen. Analyse und Optimierung des Zusammenwirkens von allgemeiner und spezieller schmerztherapeutischer Versorgung stellen daher ein dringend zu untersuchendes Forschungsgebiet dar, in dem in hohem Ausmaß Ressourcen gespart werden können und gleichzeitig die Versorgung der Bevölkerung verbessert werden kann.

3. Epidemiologie und Versorgungsforschung bei chronischen Schmerzen

3.1 Stand der Literatur vor 2003

Das häufigste Medizinische Symptom bei Erwachsenen ist der Schmerz. Nur 9% der im deutschen Bundesgesundheitssurvey von 1998 befragten Probanden haben im Jahr vor der Befragung nicht unter Schmerzen gelitten (Statistisches Bundesamt 2002) . Schmerz ist daher auch einer der Hauptgründe für die Inanspruchnahme des Gesundheitssystems (Andersson et al. 1999): 40% der Arztbesuche in der Primärversorgung sind durch Schmerzen begründet. Chronische Schmerzen, die mindestens 6 Monate bestehen, geben in einer großen multizentrischen internationalen Studie der WHO im Durchschnitt 22% der Patienten in der Primärversorgung an.

Bevölkerungsbezogene Untersuchungen fanden sogar eine Prävalenz chronischer Schmerzen von 40 – 49% (Andersson et al. 1993). Geschlechtsspezifische Analysen zeigen, dass Frauen hierbei häufiger von Schmerzen betroffen sind und stärkere Schmerzen haben, die sich an mehr Lokalisationen befinden (Andersson et al. 1993). Aufgrund verschiedener Erhebungen geht man in Deutschland von mindestens 5 Millionen Patienten mit chronischen Schmerzen aus, wovon mindestens 600.000 sogenannte „Problempatienten" darstellen, deren Schmerzen sich primärärztlich als „therapieresistent" darstellen (Zimmermann 1994).

Vermutet wird, dass in den letzten Jahren der Anteil von Patienten mit chronifizierten Schmerzzuständen und damit zusammenhängenden ausgeprägten psychosozialen Belastungsfaktoren größer wurde (Gerbershagen et al. 2002).

Die direkten Kosten der medizinischen Behandlung aller Patienten mit chronischem Schmerz sowie die indirekten Kosten sind für Deutschland nicht genau untersucht. Allein die Tatsache aber, dass im Jahre 1998 auf dem deutschen Markt die Verordnung von Analgetika und Antirheumatika mit rund 90 Mio. Verordnungen und einem Umsatzvolumen von 2, 2 Mrd. DM den ersten Rang einnahm, zeigt dass die Behandlung von Schmerzen auch unter gesundheitsökonomischen Aspekten ein vorrangiges Problem darstellt (Böger und Schmidt 2001).

Exemplarische Schätzungen für direkte und indirekte Kosten am Beispiel des Rückenschmerzes beliefen sich auf 40 Mrd. DM und machten damit mehr als 1% des deutschen Bruttosozialproduktes aus. Die heutigen Kosten dürften ungleich höher sein.

Neben den direkten Behandlungskosten haben gerade die Folgekosten wie beispielsweise die Arbeitszeitausfälle, einen erheblichen Umfang.

Schätzungen ergeben 220 Mio. verlorene Arbeitstage/Jahr und volkswirtschaftliche Belastungen in der Höhe von 55 Mrd. DM/Jahr aufgrund von Schmerzen (Zimmermann 2001).

Schmerz als eines der häufigsten Symptome in der Medizin gestaltet sich mannigfaltig. Vom gelegentlichen akuten Schmerz als Warnsignal vor einer potentiellen Schädigung des Körpers bis hin zu schweren Dauerschmerzen mit der Gefahr der Verselbständigung zu einer eigenständigen „Schmerzkrankheit". Auf die zuletzt genannten primär therapieresistenten starken Schmerzen beziehen sich die folgenden Ausführungen. In der Regel handelt es sich hierbei um chronische Schmerzen. Aber auch subakute Schmerzen, bei denen die Gefahr einer Chronifizierung besteht, z. B. im Rahmen einer Herpes Zoster-Erkrankung, bedürfen in einigen Fällen einer speziellen schmerztherapeutischen Versorgung.

In den 50er und 60er Jahren des 20. Jahrhunderts waren Einrichtungen, die speziell auf die Behandlung von Patienten mit Schmerzen eingerichtet waren, noch weitgehend unbekannt. Nachdem der Pionier auf diesem Gebiet, J. J. Bonica, den Anstoß gegeben hatte, entstanden in den 70er Jahren weltweit mehr als 1500 interdisziplinäre schmerztherapeutische Einrichtungen (Gerbershagen et al. 2002).

Die international uneinheitliche Nomenklatur der verschiedenen Versorgungseinheiten (vgl. Tab. 3), führt auch zu unterschiedlichen Bewertungen der Versorgungslage.

American Society of Anaesthesiologists	International Association for the Study of Pain	Deutsche Gesellschaft zum Studium des Schmerzes
Überregionales Schmerzzentrum	Multidisziplinäres Schmerzzentrum	Schmerzkrankenhaus
Regionales Schmerzzentrum	Multidisziplinäre Schmerzambulanzen	Schmerzabteilung
Syndrom-bezogenes Schmerzzentrum	Schmerzambulanzen, nicht multidisziplinär	Schmerzambulanzen
Verfahren-orientiertes Schmerzzentrum	Verfahren-orientierte Schmerzambulanzen	Schmerzpraxis

Tabelle 3: Unterschiedliche Klassifikationen schmerztherapeutischer Versorgungseinrichtungen der einzelnen Fachgesellschaften (nach Gerbershagen 2002)

Einheitliche Organisationskonzepte hinsichtlich der Zuständigkeit der einzelnen Versorgungsstufen für Schmerzpatienten liegen bisher nicht vor. Die in Tabelle 3 genannten Einrichtungen der speziellen schmerztherapeutischen Versorgung werden von einem sehr heterogenen Patientenkollektiv konsultiert.

Zimmermann schätzt, dass in Deutschland für diese sogenannten „Problempatienten“ ein Bedarf von 1000 bis 2000 speziellen schmerztherapeutischen Einrichtungen besteht (Zimmermann 1994). Dieser Forderung stehen laut Gerbershagen im Schmerztherapieführer von 1996 ca. 200 Institutionen gegenüber.

Da diese Auflistung allerdings nur DGSS[2] und StK[3]-Mitglieder beinhaltet, ist die tatsächliche Anzahl der Einrichtungen unbekannt. Schätzungen werden in Tabelle 1 wiedergegeben (Gerbershagen et al. 2002). Von einer flächendeckenden schmerztherapeutischen Versorgung, die wie Soyka fordert, es jedem betroffenen Patienten ermöglicht, in einem Umkreis von ca. 30 km einen spezialisierten Ansprechpartner zu finden, ist man in Deutschland noch weit entfernt (Soyka 2001). Insbesondere die neuen Bundesländer, große Flächen in Bayern, Niedersachsen und Schleswig-Holstein sind unterversorgt.

Auch international ist der Bedarf an spezialisierten Schmerzeinrichtungen nicht gedeckt. Davies beschreibt eine Wartezeit von über 3 Monaten bei einem Großteil der über 3000 befragten Patienten eines schottischen Lehrkrankenhauses (Davies 1994). In einer weiteren Untersuchung gaben 79% der Patienten mit schweren Schmerzen an, dass die Schmerzen bei Aufnahme in der Schmerzklinik schon mehr als ein Jahr bestanden.

3.2 Stand der Literatur 2003 bis 2008

Während der letzten Jahre, wurden die Bemühungen um Daten zur Versorgung von chronischen Schmerzpatienten deutlich intensiviert. Die Bedeutung der Versorgungsforschung ist aber international wie auch national zunehmend Epidemiologen wie auch Kliniken bewusst geworden. Im Folgenden nun eine kurze Darstellung der jüngsten Publikationen auf dem Gebiet der Epidemiologie, der Therapiestudien und der Studien zur Versorgungsforschung von chronischen Schmerzpatienten:

[2] Deutsche Gesellschaft zum Studium des Schmerzes e. V.

[3] Schmerztherapeutisches Kolloquium e. V.

Die epidemiologischen Daten der letzten Jahre zeigten eher eine etwas geringere Prävalenz von chronischen Schmerzen in der Bevölkerung. Nach Blyth (2004) sind 17% der Männer und 20% der Frauen über 16 Jahren von chronischen Schmerzen betroffen. Die höhere Prävalenz von Schmerzen, vor allem Kopfschmerzen, bei Frauen ist erneut in einer weiteren epidemiologischen Studie von Bingefors und Isacson (2004) in Schweden bestätigt worden.

Die Prävalenz von Rückenschmerzen ist – ähnlich wie bei Kopfschmerzen – sehr hoch, wobei in dieser Untersuchung Frauen häufiger als Männer betroffen sind (Kohlmann 2003).

Kohlmann konnte im Rahmen epidemiologischer Untersuchungen folgende Risikofaktoren für eine Chronifizierung bestätigen: Rückenschmerzepisoden in der Vergangenheit, psychosoziale Variablen (Depressivität, Somatisierung), psychosoziale Arbeitsplatzmerkmale und sozialer Status. Rauchen, Alkoholkonsum und Fehlen von physischen Aktivitäten konnten nur als schwache Risikofaktoren identifiziert werden.

In ähnlicher Weise fand Latza (2004) heraus, dass Bildungsstand, Krankenversicherungsstatus und Inanspruchnahme des Gesundheitswesens unabhängig voneinander mit dem Auftreten schwerer Rückenschmerzen assoziiert sind. Neubauer konnte das Chronifizierungsrisiko von akuten Rückenschmerzen durch verschiedene Variablen vorhersagen. Ein positiver Zusammenhang fand sich zur Stärke der Rückenschmerzen, wenn sie am geringsten war und zur Stärke der tolerierbaren Beschwerden, wenn die Behandlung erfolgreich war. Weiter positive Zusammenhänge sind, der schmerzlindernden Effekt von Massagen, Depressivität, zur Dauer der Rückenschmerzen, zum Vorliegen weiterer Schmerzen und zum weiblichen Geschlecht. Ein negativer Zusammenhang besteht zum Schulabschluss und zur Hilflosigkeit.

Dass Angst und Depressivität zur Chronifizierung beitragen, ist das Ergebnis vieler Untersuchungen. Psychologische Faktoren beeinflussen aber auch den Umgang mit einer Schmerzerkrankung und deren Therapie. In einer Untersuchung von Koegh (2005) hatten Angst und Depressivität Auswirkungen auf die schmerzbedingte Beeinträchtigung und die Medikamenteneinnahme, wobei depressive Frauen über größere Beeinträchtigungen berichten als depressive Männer. Depressivität ging bei Männern mit einer höheren Anzahl von Medikamenten einher.

Frauen berichteten auch über größere Schmerzen als Männer und eine höhere Komorbidität von Schmerzen und psychiatrischen und somatischen Problemen. Komorbide depressive Störungen erhöhen die tägliche Beeinträchtigung durch Migräneschmerzen (Rossi et al. 2005). Innerhalb der letzten drei Monaten aufgetretene Kopfschmerzen sind verbunden mit einem erhöhten Risiko für Konsultationen wegen mentaler Störungen, Krankheiten des Verdauungs- und Atmungssystems und einem niedrigeren Risiko für Konsultationen wegen Kreislaufkrankheiten.

Patienten mit chronischer Migräne und chronischen täglichen Kopfschmerzen berichten häufiger von einhergehenden somatischen Symptomen (v. a. Ermüdung, Schlafstörungen, Verdauungsstörungen) als Patienten mit episodischen Kopfschmerzen. Diese traten öfter bei Patienten mit einer klinischen Diagnose von Depression, Angststörung oder beidem auf.

Während es epidemiologische Studien sowie Studien zu psychologischen Risikofaktoren bereits seit vielen Jahren gibt, so sind Untersuchungen zur Versorgung der Schmerzpatienten relativ neu. Seit 2003 sind eine Reihe dieser Ergebnisse publiziert worden.

Nicht alle Schmerzpatienten suchen ärztliche Hilfe auf. Viele versuchen – v. a. im frühen Stadium der Erkrankung – die Schmerzen allein zu verbessern (Blyth et al. 2004).

Dabei werden häufiger passive Strategien, wie z. B. Bettruhe, Wärme-/ Kältepackungen oder Massagen, angewendet als aktive, wie z. B. Bewegung, wobei passive Strategien mit höherer schmerzbezogener Beeinträchtigung und häufigeren Kontakten zum Gesundheitssystem wegen der Schmerzen einhergehen. Die meisten Patienten einer Kopfschmerzklinik in Großbritannien behandelten ihre Beschwerden vor dem Arztbesuch mit Analgetika und wandten kaum prophylaktische Medikation an. Während der Behandlung in der Klinik wurden die Analgetika vollständig abgesetzt und über 70% der Patienten prophylaktische Medikation verschrieben (Dowson 2003). In einer Studie hatte etwa die Hälfte der Befragten, die von Kopfschmerzen berichteten, nach Hilfe von mindestens einer Seite gesucht, wobei die häufigsten Quellen für Ratschläge und Behandlung in der Vergangenheit Allgemeinmediziner (27%), Optiker (21%) und Apotheker (8%) waren, aber auch Spezialisten im Krankenhaus (7%) und nicht-professionelle Quellen (23%, Familie, Freunde, Arbeitskollegen) wurden aufgesucht (Thomas et al. 2004). Der häufigste Kontakt wegen chronischer Schmerzen bestand in einer Untersuchung von Haetzman (2003) zum Hausarzt, gefolgt von Spezialisten im Krankenhaus und vom Physiotherapeuten. Es wurden verschiedene Therapiemöglichkeiten ausprobiert, wobei orale Medikation die häufigste Methode darstellten (70-87%) – sowohl mit verschreibungspflichtigen als auch mit „Over-the-counter-Präparaten". Aber auch alternative Therapien wurden verstärkt in Anspruch genommen (Blyth 2004).

Zur Inanspruchnahme ärztlicher Behandlungen zitierten Schmidt & Kohlmann die Lübecker Rückenschmerzstudie (1995), in der 53% der Befragten mit Rückenschmerzen in den letzten 12 Monaten einen Arzt aufgesucht, 37% Massagen und Anwendungen erhalten, 32% Schmerzmittel eingenommen und 19% Krankengymnastik erhalten hatten: 72% der Rückenschmerzpatienten waren nur bei Ärzten einer Fachrichtung in Behandlung.

Im Bereich der Primärversorgung sei die Compliance der Ärzte mit den Leitlinien schwach; ihnen fehle laut Jamison et al. (2002) oft adäquates Wissen über Schmerzen und Schmerzkontrolle, und dieses fehlende Wissen sei eine der Hauptbarrieren für eine Veränderung.

Auch die Überweisung in spezielle Schmerzeinrichtungen wurde in den letzten Jahren untersucht. In ambulante Schmerzkliniken wurde in Hongkong hauptsächlich von orthopädischen Chirurgen (64%), allgemeinen und anderen Chirurgen (15%) oder Allgemeinmedizinern (3%) überwiesen (Chen et al. 2004).

Den geringen Anteil an überweisenden Allgemeinmedizinern führten die Autoren darauf zurück, dass diese vor dem Hintergrund des Gesundheitssystems eher an relevante Fachärzte als an spezielle Kliniken überweisen. Zusätzlich versorgten viele Allgemein- und Fachärzte selbst die Patienten mit chronischen Schmerzen, und die Möglichkeit der Behandlung in Schmerzkliniken wäre nicht sehr bekannt.

Die Patienten in den verschiedenen Schmerzambulanzen von öffentlichen Krankenhäusern in Hongkong litten seit durchschnittlich 2,3 Jahren an ihren Schmerzen. Hauptdiagnosen waren dabei Rückenschmerzen (46%) und neuropathische Schmerzen (28%). Eine oder mehrere zusätzlich belastende Krankheiten wurden von 45% der Patienten angegeben.

Zur Evaluation von therapeutischen Maßnahmen wurde von Hayden mehrere Meta-Analysen und Reviews verglichen. So hatte Bewegungstherapie einen leicht verbessernden Einfluss auf den Schmerz und die Funktionsfähigkeit von Patienten mit chronischen oder subakuten Rückenschmerzen (Hayden et al. 2005).

Inwieweit Qualitätskriterien und Leitlinien für die Versorgung subatomarer Rückenschmerzen in Ambulanzen eingehalten wurden, um Chronifizierung zu vermeiden, war Gegenstand der Studie von Johansen et al. (2004). Für die Patienten einer multidisziplinären „Rückenklinik“ in Dänemark wurden die Standards bezüglich der Technologie (z. B. nicht zu hohe Anzahl von Röntgenaufnahmen) und patientenbezogenen Aspekten (z. B. Patientenzufriedenheit) erfüllt. Die Standards konnten aber hinsichtlich der Effektivität und der Organisation nicht eingehalten werden. So erreichten nicht genügend Patienten (mindestens 50%) Verbesserung der Schmerzen und Funktionsfähigkeit, und fast ein Drittel der Patienten wurden später in die Ambulanz überwiesen als innerhalb der empfohlenen 24 Wochen. Da im Vergleich die Chance auf Verbesserung nach einer Überweisung nach zwölf Wochen mehr als doppelt so hoch war, könnte diese zeitliche Verzögerung ein Grund für die ungenügende Verbesserungsrate sein.

Bereits Anfang der 90iger Jahre zeigte Flor in einem ausführlichen Review, dass das multimodale Therapiekonzept bei Schmerzpatienten eine hohe Effektivität besitzt.

Die Vorteile einer multidisziplinär betreuten Rehabilitation von Patienten mit chronischen Rückenschmerzen im Vergleich zur gängigen Behandlung durch unabhängige Ärzte in Deutschland wurden von Lang et al. (2003) aufgezeigt. In ihrer Studie profitierten die multidisziplinär behandelten Patienten hinsichtlich ihrer körperlichen und psychischen Gesundheit, sie waren weniger krank geschrieben, und der Erfolg der Behandlung wurde höher bewertet.

Eine Metaanalyse über zehn Studien bei Patienten mit chronischen Rückenschmerzen (Guzman et al. 2002, innerhalb der Back Review Group oft the Cochrane Collaboration) bestätigte dieses Ergebnis nur teilweise – verglichen mit nicht-multidisziplinären Behandlungen verbesserten weniger intensive multidisziplinäre Rehabilitationen weder die Schmerzen noch die funktionellen Fähigkeiten noch trugen sie mehr zu einer Rückkehr ins Berufsleben bei.

Allerdings war eine multidisziplinäre Rehabilitation einer nicht-multidisziplinären Behandlung bei der Verbesserung der funktionalen Fähigkeiten und des Schmerzes überlegen.

Dass das Gesundheitssystem durch chronische Schmerzen hohe Belastungen zu verzeichnen hat, zeigten auch neuere Berechnungen von Schmidt & Kohlmann (2005): Danach stellten 2002 Krankheiten der Wirbelsäule und des Rückens noch vor den bösartigen Neubildungen, den psychischen Störungen und den Herz-Kreislauf-Erkrankungen die häufigste Ursache für Leistungen der gesetzlichen Rentenversicherung in Deutschland zur medizinischen Rehabilitation und den dritthäufigsten Grund für eine Frühberentung dar. Aufgrund von Rückenschmerzen gingen der GKV jährlich durchschnittlich 2-3,5 Arbeitstage verloren. Direkte und indirekte Kosten, die durch Rückenschmerzen hervorgerufen wurden, beliefen sich schätzungsweise auf 22 Mrd. € (ca. 1% des BSP in Deutschland).

4. Ziele der Arbeit und Forschungsfragen

Eine entscheidende Rolle für die Optimierung der Versorgungsabläufe für Schmerzpatienten spielen Ärzte der Primärversorgung. Neben der Notwendigkeit einer primär qualitativ hochwertigen Schmerztherapie durch die Hausärzte ist von großer Wichtigkeit, dass Patienten mit chronischen Schmerzen frühzeitig in spezielle Schmerzeinrichtungen überwiesen werden. Daher ist wohl einer der wichtigsten Fragen, warum die Patienten mit chronischen Schmerzen häufig erst sehr spät oder überhaupt nicht in spezielle Schmerzeinrichtungen überwiesen werden.

Da z. B. die Schmerzambulanz der Charité die meisten ihrer Patienten nicht durch Überweisungen von Hausärzten erhält, sondern vielmehr die Patienten durch Eigeninitiative den Weg in die Ambulanz findet, könnte man entweder von Unwissenheit der Hausärzten ausgehen, oder das diese gezielt die Patienten nicht überweisen. Aus diesem Befund heraus ergibt sich die Frage, warum dieser Schritt ausbleibt bzw. aus welchen Motivationen heraus. In den Interviews soll dieser Frage nachgegangen werden, da sie eine Schlüsselposition bei den schon erwähnten Versorgungswegen einnimmt.

Ziel der Arbeit ist, die ärztliche Einstellung im Bezug auf die Spezielle Schmerztherapie zu untersuchen.

Folgende relevanten Fragestellungen sollen in diesem Zusammenhang behandelt werden: Gibt es z. B. Kommunikationsprobleme zwischen den Ärzten der Primärversorgung und den speziellen Einrichtungen und gibt es Verbesserungsvorschläge um mögliche Kommunikationsprobleme zu beheben. Gibt es geschlechtsspezifische Unterschiede bei der Kooperation, bei unterschiedlichen Behandlungsoptionen oder Überweisungen? Oder gibt es grundlegende Probleme und Einstellungen zu der Schmerztherapie?

5. Methodik

Für die Untersuchung wurde ein qualitativer Forschungsansatz gewählt.

Aufbauend auf die Projektarbeit, die an der Charité – Universitätsmedizin, AG Versorgungsanalyse chronische Schmerzen durchgeführt wurde, werden die 10 leitfadengestützten Experteninterviews qualitativ nach Meuser/Nagel bzw. Gläser/Laudel analysiert. Der Leitfaden bestand aus 10 Hauptfragen, die bei Bedarf durch Zusatzfragen ergänzt werden konnten.

Für die Befragung wurden ÄrztInnen per Zufallsstichprobe aus der KV-Datenbank ausgewählt, wobei auf eine Gleichverteilung von männlichen und weiblichen Ärzten und des Bezirks der Praxis geachtet wurde. Ferner mussten die ÄrztInnen in ihrer Praxis eine hausärztliche Versorgung anbieten. Dies konnten daher Allgemeinmediziner, wie auch Fachärzte mit hausärztlicher Versorgung sein.

5.1 Das leitfadengestützte Experteninterview und die qualitative Auswertung

Das Experteninterview ist ein häufig eingesetztes Verfahren in der empirischen Sozialforschung. Die Bestimmung des Expertenbegriffs knüpft an die wissenssoziologische Unterscheidung von Experten und Laien und die entsprechende Unterscheidung von Allgemeinwissen und spezialisiertem Sonderwissen.

Expertenwissen ist in einer arbeitsteiligen Gesellschaft ein „als notwendig erachtetes Sonderwissen" und lässt sich als „sozial institutionalisierte Expertise" begreifen. Als Experte wird interviewt, wer sich durch eine „institutionalisierte Kompetenz zur Konstruktion von Wirklichkeit" auszeichnet (Hitzler et al. 1994).

Historisch ist die Entwicklung des Expertentum eng an die Ausdifferenzierung von Berufsrollen geknüpft. In spätmodernen Gesellschaften wird Expertenwissen in zunehmendem Maße auch in außerberuflichen Kontexten generiert.

Im Experteninterview tritt die Person des Experten in ihrer biografischen Motiviertheit in den Hintergrund, stattdessen interessiert der in einen Funktionskontext eingebundene Akteur. Das Experteninterview zielt auf den Wissensvorsprung, der aus der privilegierten Position des Experten in einem Funktionskontext resultiert. Da sich die Experten der Relevanzen ihres Handelns keineswegs durchweg bewusst sind, kann Expertenwissen nicht einfach abgefragt werden. Es muss aus den Äußerungen der Experten rekonstruiert werden.

Als angemessenes Erhebungsinstrument wird vielfach ein leitfadengestütztes offenes Interview angewandt. Dies wurde auch in der vorliegenden Arbeit angewandt. Der Leitfaden wird flexibel und nicht im Sinne eines standardisierten Ablaufschemas gehandhabt, um unerwartete Themendimensionierungen durch den Experten nicht zu unterbinden. Somit wird den Experten die Möglichkeit gegeben, zu berichten, wie Entscheidungen getroffen werden, oder anhand von Beispielen zu erläutern wie sie in bestimmten Situationen vorgehen.

Die Auswertung hat zum Ziel, im Vergleich der Interviews überindividuell gemeinsame Wissensbestände herauszuarbeiten. Die Äußerungen der Experten werden von Anfang an im Rahmen der institutionell-organisatorischen Handlungsbedingungen verortet, sie erhalten von hierher ihre Bedeutung und nicht von daher, an welcher Stelle des Interviews sie fallen.

Dieser Kontext soll die Vergleichbarkeit der Interviews sichern. Die Auswertung erfolgt Schritten wie sie Meuser und Nagel (2002) und Gläser und Laudel (2004) ebenfalls beschrieben haben.

1.Transkription, 2. Paraphrasierung, 3. Überschriften (bis hier verbleibt die Auswertung auf der Ebene der einzelnen Interviews), 4. Thematischer Vergleich, 5. Konzeptualisierung und Begriffsbildung, 6. Einbindung in theoretische Diskurse

5.2 Auswahl der Interviewpartner und Durchführung der Interviews

Es wurden aus der Datenbank der Kassenärztlichen Vereinigung Berlin per Zufall 4 Ärztinnen und 4 Ärzte je Bezirk ausgewählt. Dabei wurde von jedem Bezirk die Position 1, 5, 10, 15 der Ärztinnen, wie auch der Ärzten ausgewählt. Diese 96 ÄrztInnen wurden per Post zum Interview eingeladen.

Der Rücklauf belief sich wie folgt:

- Ablehnung: 7 Ärzte, 5 Ärztinnen
- Zusage: 9 Ärzte, 5 Ärztinnen
- keine Rückmeldung: 32 Ärzte, 38 Ärztinnen

Nach telefonischer Rücksprache kamen letztendlich 8 Interviews zustande. Da man jedoch 10 Interviews durchführen wollte, wurden ein zweites Mal Einladungen verschickt. Diesmal jedoch an 12 Ärztinnen und 12 Ärzte (1 je Bezirk). Dabei wurde diesmal Position 20 der ÄrztInnen ausgewählt.

Der Rücklauf belief sich dabei wie folgt:

- Ablehnung: 1 Arzt
- Zusage: 2 Ärzte
- keine Rückmeldung: 9 Ärzte, 12 Ärztinnen

Nach Rücksprache mit den 2 zugesagten Ärzten aus der zweiten Einladungsrunde kamen diese auch zustande. Damit waren die 10 Interviewpartner gefunden

- 6 Ärzte, 4 Ärztinnen
- aus den Bezirken: Wedding, Schöneberg, Charlottenburg, Köpenick, Tempelhof, Marzahn, Wilmersdorf, Lichtenberg und Neukölln

Obwohl es in den Bezirken eine unterschiedliche Anzahl von Hausärzten gibt (z. B. Weissensee 44 und Neukölln 218), wurde trotzdem je Bezirk die gleiche Anzahl von ÄrztInnen angeschrieben und eingeladen. Eine Verzerrung sah man dabei nicht, da nur eine allgemeine Verteilung der zu Interviewten erreicht werden wollte und nicht eine Aufschlüsselung, bzw. Ergebnisanalyse nach Bezirken zu erstellen war. Mit der Verteilung der Interviewpartner konnte man jedoch trotzdem zufrieden sein, da man Hausärzte aus den West- und Ostbezirken hatte. Auch eine Verteilung innerstädtisch und Randbezirk wurde erbracht.

Die Interviews (Leitfaden siehe Anhang) wurden in der Zeit von November 2005 bis Januar 2006 durchgeführt. Ort war jedes Mal die Praxis der ÄrztInnen. Der zeitliche Rahmen, der in der Einladung auf maximal eine Stunde angesetzt war lag meistens deutlich darunter. Die Interviews dauerten zwischen 15 und 40 Minuten. Die Transkription im Anschluss an den Interviews war Teil der Projektarbeit.

Es folgte eine erste statistische Übersicht der Interviewten (siehe Tabelle 4) nach Geschlecht, Alter, Bezirk, Art der Praxis (G = Gemeinschaftspraxis, E = Einmannpraxis) und Dauer des Interviews. Die Interviews fanden alle außerhalb der Sprechstunden statt. Das Durchschnittsalter war bei den Interviewten 52,5 Jahre (bei den Ärzten 55 Jahre und bei den Ärztinnen 48,5 Jahre). Die Dauer betrug im Durchschnitt 29 Minuten (Ärzte 30 Minuten, Ärztinnen 27 Minuten).

Geschlecht	**Alter**	**Bezirk**	**Praxis**	**Dauer/ Min**
M	58	Wedding	E	30
M	53	Schöneberg	E	25
M	56	Charlottenburg	G	15
W	55	Schöneberg	E	35
W	52	Köpenick	E	20
W	42	Tempelhof	G	25
M	52	Marzahn	E	40
W	45	Wilmersdorf	E	30
M	57	Lichtenberg	G	40
M	55	Neukölln	E	30

Tabelle 4: Statistische Übersicht der Interviewten

6. Ergebnisse der leitfadengestützten Experteninterviews

Bei der Auswertung der vorliegenden 10 Interviews wurden 15 Überschriften erstellt (T 1 – T 15) die sich wie folgt benennen.

T 1: Stellenwert, den das Thema Schmerz in der Praxis hat

T 2: Arten von Schmerz die in der Praxis vorkommen

T 3: Wie mit einem neuen Schmerzpatienten umgegangen wird

T 4: Einfluss von der Ausbildung oder der Erfahrung

T 5: Die Rolle der Zusammenarbeit mit Kollegen

T 6: Diagnosen bei denen überwiesen wird

T 7: Erfolge bei einer Überweisungen

T 8: Die multimodale Therapie

T 9: Kooperation mit SsE

T 10: Kommunikation mit SsE

T 11: Die Rolle der SsE

T 12: Leitlinien bei Schmerzpatienten

T 13: Fortbildungen zum Thema Schmerzabteilung

T 14: Der Standpunkt zu alternativen Methoden und invasive Maßnahmen

T 15: Die Zukunft der Versorgung von Schmerzpatienten

In der folgenden Tabelle sind diese thematischen Überschriften den Fällen wie folgt zuzuordnen:

Fall (F1-F10)	Teilthemen/Überschriften (T1-T15)
F1	T1; T2; T3; T4; T5; T6; T7; T8; T9; T10; T9; T11; T12; T14; T15
F2	T1; T2; T3; T4; T5; T6; T8; T10; T9; T11; T12; T14; T15
F3	T1; T2; T3; T4; T5; T8; T9; T10; T12; T14; T15
F4	T1; T3; T5; T6; T8; T12; T9; T10; T11; T12; T13; T14; T15
F5	T1; T2; T3; T4; T5; T6; T8; T9; T11; T12; T13; T14, T15
F6	T1; T2; T1; T3; T4; T5; T6; T7; T8; T9; T10; T11; T12; T13; T14; T15
F7	T1; T2; T3; T4; T6; T5; T8; T10; T9; T13; T12; T14; T15
F8	T1; T2; T3; T4; T5; T6; T8; T9; T11; T14; T12; T13; T14; T15
F9	T1; T2; T3; T4; T5; T6; T8; T14; T9, T13; T11; T12; T14; T15
F10	T1; T2; T3; T4; T5; T6; T7; T8; T9; T10, T11; T12; T13; T14; T15

Tabelle 5: Überschriftenvergleich je Fall

Äußerungen der Experten zu den einzelnen Teilthemen:

T 1: Stellenwert, den das Thema Schmerz in der Praxis hat

Hohe Relevanz des Themas wurde von 8 Interviewten genannt. Darunter waren Aussagen wie:

- „ein großen Stellenwert“
- „ein sehr hohen“
- „ein ganz hohen“
- „ein häufiges, also ein Alltagsproblem“
- von den Interviewten die das Thema hoch Ansehen, haben sieben auch einen prozentualen Anteil genannt. Diese waren 20%, zwei mal 30%, 50%, 60% zwei mal 70%

Ein Experte nannte das Thema „relativ gering“ und eine weitere machte die Aussage: „Den Stellenwert hat der Patient. Der hat dann eben auch manchmal Schmerzen.“

Dass das Thema hohe Relevanz hat, scheint fast unumstritten zu sein. Jede hausärztliche Tätigkeit scheint mehr oder weniger davon betroffen zu sein. Es überrascht jedoch, dass die Spanne von 20% bis 70% der Patienten genannt wurde und das von Experten die jeweils dem Thema eine hohe Bedeutung zutragen. Allerdings ist eine solche Zahl auch schwierig zu erheben, da bereits die Definition des „Schmerzpatienten“ unscharf ist.

T 2: Arten von Schmerz die in der Praxis vorkommen

- Schmerzen des Bewegungsapparates nannten 9 Ärzte
- Kopfschmerzen, Migräne nannten 3 Ärzte
- Bauch-, Magenschmerzen nannten 2 Ärzte
- Tumorschmerzen, Schmerzen bei Virusinfekten und Psychosomatische Schmerzen nannte jeweils 1 Arzt

Im Großen und Ganzen kann man sagen, dass die Hausärzte mit den Schmerzen des Bewegungsapparates an erster Stelle die gleiche Beobachtung machen, wie sie in der Literatur angegeben ist (siehe Tabelle 2). Ebenso rangiert an zweiter Stelle wie in der Literatur der Kopfschmerz. Neuropathische Schmerzen wurden zwar von niemanden genannt, diese Erkenntnis von Schmerzen fehlt jedoch den meisten Hausärzten und wird eher von Fachärzten genauer erkannt. Dies könnte auch der Grund sein, dass lediglich ein Arzt den Tumorschmerz genannt hat. Andere Arten von Schmerzen stellen in der Literatur nur einen kleinen Teil der Schmerzpatienten dar und dies zeigten auch die Interviewten dadurch, dass sie kaum andere Schmerzen nannten.

T 3: Wie mit einem neuen Schmerzpatienten umgegangen wird

Der Umgang mit Patienten die über Schmerzen klagen, war bei fast allen Experten im Grunde gleich. Jeder Befragte beginnt mit einer Anamnese und die Charakterisierung des Schmerzes. Gefolgt von der Untersuchung und der weiteren Diagnostik. Ein Arzt nannte, dass er nach einem speziellen Schmerzfragebogen der Schmerzfachgesellschaft vorgehe.

Dies entsprach dem Vorgehen, das man bei allen Symptomen im Studium lernt. Das entspricht auch dem Vorgehen, dass die Schmerzgesellschaft fordert.

Man könnte also zufrieden sein, das jeder Arzt so mit seinen Patienten umgeht. Jedoch weiß man natürlich nicht, wie ausführlich diese Untersuchungen in der Praxis ist.

T 4: Einfluss von der Ausbildung oder der Erfahrung

Obwohl noch bei der vorigen Frage die Ausbildung das gleiche Vorgehen der Ärzte beeinflusste, zeigt sich bei der Frage des Einflusses beim Umgang mit Schmerzpatienten ein anderes Bild.

Die Erfahrung nannten 9 der Experten. Dabei kamen auch Aussagen wie:

- „die Ausbildung hat dabei gar nicht geholfen"
- „also im Studium habe ich das nicht gelernt"
- „dafür ist man von der Klinik her nicht gerüstet".

4 Experten sagten, dass die Erfahrung und die Ausbildung sie geprägt haben.

Es scheint also vor allem die Erfahrung zu sein, die den Ärzten den Umgang mit Schmerzpatienten lehrt. Wobei auch die Erfahrung aus der Klinik keine große Rolle zu spielen scheint. Erst im niedergelassenen Bereich scheint Schmerz ein wichtiges Thema darzustellen und das weitere Vorgehen mit Schmerzpatienten sich zu prägen.

T 5: Die Rolle der Zusammenarbeit mit Kollegen T6: Diagnosen bei denen überwiesen wird T7: Erfolge bei einer Überweisung

Diese Fragen wurden von jedem der Interviewten ausführlich beantwortet und dabei konnte man sehen, dass es zwei Lager zu geben scheint.

Einmal die Ärzte, die die Patienten lieber selbständig behandeln und auf der anderen Seite, die Ärzte die die Kooperation mit anderen ganz wichtig finden.

	Positive Äußerungen	**Negative Äußerungen**
Allgemein	„Spielt eine große Rolle" (sagen 6 HÄ) „vor allem, wenn wir nicht weiterkommen" (sagen 3 HÄ) „zur Objektivierung bei Rentengeschichten oder Schwerbehinderung" „wenn ich keine Kapazitäten mehr habe"	„Patient kann sich abgeschoben vorkommen" „Wir machen lieber alles selber" „keine so große Rolle, erstmal eine zweitrangige" „nur zur Diagnostik, Schmerzen einschätzen muss ich selber können" „nur auf Wunsch der Patienten" „ich merke, dass die Therapeuten bei Schmerzpatienten auch nicht besser sind als ich"
Zur Diagnostik	„Wichtig" (sagen 8 HÄ) „Absicherung" (sagen 3 HÄ)	„Überweisung bei penetranten Patienten, die es möchten" „Termine häufig sehr langwierig" (sagen 3 HÄ)
Orthopäden	„ein unbewusster Schmerztherapeut aus meiner Sicht"	„Wenn ich Patienten zu sehr mit Psyche und Behandlungskonzepten zu

		nahe trete, dann weichen viele zum Orthopäden aus" „Orthopäden als Beschäftigungstherapeuten, wo gespritzt, gemacht und getan wird. Da hat der Patient wenigstens das Gefühl, es wird was gemacht." „Patienten kommen oft sehr unglücklich zurück" „Es ist verdammt schwer, einen Orthopäden zu finden, der eine gute Diagnostik macht" „Wegen banaler Rückenschmerzen schicke ich Patienten nicht zum Orthopäden, da der auch nichts anders macht als wir" „Orthopäden machen keine Schmerztherapie. Das ist eine Katastrophe, was die machen"
Neurochirurg	„Häufig gute Überweisungsalternative zum Orthopäden"	
Arzt für rehabilitative Medizin	„Überweisungsalternative zum Orthopäden"	
Rheumatologe	„unter Umständen sehr	

	wichtig"	
Neurologe	„Überweisung bei neuropathischen Schmerzen" (sagen 2 HÄ)	
Onkologe	„Überweisung bei Tumorschmerzen" (sagen 2 HÄ)	
Psychologen		„Gibt es wenige, die sich mit Schmerz auskennen"

Tabelle 6: Zusammenfassung Fragen T5-T7

Die Sicht auf die Kooperation scheint am ehesten durch Pragmatismus geprägt zu sein. Zuvorderst steht hier die Überweisung zu weiterer Diagnostik. Einmal sicherlich inhaltlich motiviert, häufig aber auch nur zur Absicherung, oder weil man dem Drängen des Patienten nachgibt. Dabei muss erwähnt werden, dass z. B. beim einfachen Rückenschmerz apparative Diagnostik nur in seltenen Fällen indiziert ist.

Schaut man sich die verschiedenen Fachrichtungen an, so ist der Orthopäde der Facharzt, mit der sich am meisten auseinander gesetzt wird. Die Kommentare der Interviewten stehen für sich, wobei die Orthopäden dabei eindeutig nicht gut wegkommen. Die Arbeitsweise der Orthopäden scheint für Patienten und Ärzte etwas Erleichterndes zu haben, da „endlich etwas gemacht wird", aber der Nutzen scheint relativ gering zu sein, da eben die ganzheitliche Herangehensweise in dieser Berufsgruppe häufig fehlt. Auch ein längerer Erfolg der Behandlung durch einen Orthopäden ist wohl auch nicht gegeben.

Die anderen Fachgruppen hingegen scheinen je nach Fall sehr spezifisch konsultiert zu werden. Diese Vorgehensweise scheint sehr sinnvoll zu sein und wird daher wohl auch überwiegend positiv geäussert.

Problematischer erscheint die Rolle des Psychologen zu sein. Dass er sehr wichtig ist bei der Behandlung von chronischen Schmerzpatienten, scheint kaum jemand außer Frage zu stellen. Schwierig ist es jedoch, einen guten Psychologen zu finden der sich auf Schmerzbehandlung spezialisiert hat. Daher bieten wohl viele Hausärzte selber eine psychologische Grundversorgung an. Das erscheint sinnvoll, denn das ist ein deutlich „niederschwelligeres“ Angebot als beim Psychologen. Das macht es für den Patienten leichter und verhindert ein Abgleiten in die Schublade „psychopathologisch“ oder „psychosomatisch“. Wobei es bestimmt auch Schmerzpatienten gibt, wo die Sache so komplex ist, dass ein „Profi“ ran muss.

T 8: Die multimodale Therapie

Bei dieser Frage gibt es eindeutige Antworten. Wenn der Hausarzt sie kannte, bzw. mit dem Begriff etwas anfangen konnte (und das waren 9 von 10), wurde die multimodale Therapie als ein wichtiges Handlungskonzept betrachtet. Die positiven Äußerungen wurden wie folgt benannt:

- „Ja natürlich wichtig. Vor allem mit Physiotherapeuten“
- „man muss auf jeden Fall mehrgleisig fahren“....“mit der Physio und Psychotherapie“
- „man kommt gar nicht drum herum und es ist eigentlich eine vernünftige Lösung“
- „man braucht immer wieder andere“
- „Physiotherapeuten natürlich“
- „absolut nötig, wir arbeiten viel mit Therapeuten zusammen“
- „man muss den Patienten in seiner Gesamtheit sehen.....Konsultation von Psychologen z. B.“

- „Schmerztherapie ist nie Einzeltherapie“
- „Krankengymnasten ist ja klar, Zusammenarbeit ist wichtig“.....“könnte nur besser sein“

Bei dieser Frage waren sich die Ärzte doch sehr einig und die Wichtigkeit wurde betont. Vor allem mit Physiotherapeuten die von 6 Interviewten genannt wurden. 3 weitere nannten speziell die Psychotherapie und einer allgemein Therapeuten. Lediglich ein Hausarzt hielt nichts von der multimodalen Therapie. Es scheint trotzdem ein kleiner Widerspruch zu sein. Einmal sagte eine große Mehrheit der Ärzte das die multimodale Therapie sehr wichtig ist. Im Gegensatz dazu wurde in der vorhergehenden Frage, wie auch bei der folgenden Frage eine Zusammenarbeit mit anderen Stellen doch eher kritisch gesehen.

T 9: Kooperation mit SsE

3 Interviewte geben an mit SsE zu kooperieren, 7 beneinten diese Frage.

Von den Hausärzten die zu einer SsE überweisen, nannte eine HÄ die Kopfschmerzsprechstunde der Charité, wobei sie dort extrem langen Wartezeiten hinnehmen muss. Die beiden anderen HÄ nannten die Charité als Kooperationspartner.

Die HÄ, die die Frage beneinten, gaben folgende Statements ab:

- „Hab ich bislang noch nicht gemacht“
- „Mit einer SsE nicht. Ich kenne verschiedene Schmerztherapeuten. Die Kooperation bringt mir nichts.“

- „Mehr mit Niedergelassenen. Haben keine Verbindung zu solchen Stellen. Hatten mal zur Charité geschickt und da waren die Leute halt nicht so glücklich. Mich hat der ständige Wechsel von dem betreuenden Personal gestört."
- „Eben nicht. Da hatten wir in Köpenick eine und die ist ja weg rationalisiert."
- „Hat sich irgendwie nie ergeben. Haben Kliniken wo wir die Leute hin schicken. Dazu gehört Sommerfeld und Mainz."
- „Kenne nur Niedergelassene. Kommt selten vor das ich überweise. Schmerzmittel kann ich dann auch meist selber verschreiben."
- „Ne, ne. Haben wir nichts mit zu tun."

T 10: Kommunikation mit SsE

Bei dieser Frage sieht man das eigentliche Problem der SsE und der Überweisung von HÄ in eine SsE. Alle Befragten gaben eine negative Antwort auf die Frage der Kommunikation und teilweise auch auf den Arbeitsstil der SsE aus Sicht der HÄ.

- „muss ich den Patienten fragen"…. „also Arztbriefe tauchen gar nicht auf, oder sehr selten und sehr spät"….."Rücksprache gleich Null"
- „eigentlich keine", „keine" sagten 3 Interviewte
- „Einmal telefoniert, ein Anruf oder Schreiben hab ich nie bekommen. Wobei auch bei den Niedergelassenen ist kaum Kommunikation."
- „Kommunikation ist ein großes Problem"…. „und Schreiben, da wartet man ja vier Monate drauf"

T 11: Die Rolle der SsE

Positive Äußerungen:

- „gut….. diese SsE sind wichtig"

- „diese SsE sind notwendig für spezielle Fragen“
- „ich halte sie für wichtig wenn dann wirklich rundum betreut wird“
- „die sind schon wichtig.... Würde mich freuen wenn es mehr geben würde“
- „sind schon sehr wichtig.... Schade ist nur die unendlich lange Terminvergabe“
- „die Ziele die man sich da stellt sind ja in Ordnung.... Aber es kommt bisher nicht so gut an der Basis an“

Negative Äußerungen:

- „da bin ich eher kritisch.... Die Erfahrung ist, dass die Leute einfach schlecht behandelt wurden. Ich hoffe dass sich das ändert, würde auch wieder hin schicken.... Was mich ärgert, dass die Anästhesisten sich das so an Land gezogen haben“
- „Also SsE nicht unbedingt“
- „also zur Zeit ist es eine Außenrolle noch“

Obwohl in der Frage T10 sich ausschließlich negativ geäussert wurde, überrascht es, dass bei dieser Frage von einigen Hausärzten die Rolle der SsE doch positiv gesehen wurde.

T 12: Leitlinien bei Schmerzpatienten

Es wurde von 4 Interviewten das Stufenschema zur Schmerztherapie genannt. Vier weitere sagten, dass sie Leitlinien kennen ohne ins Detail zu gehen, begrüßten diese auch. Ein weiterer HA sagte, dass er Leitlinien kenne und bemühe diese umzusetzen, dass diese Leitlinien jedoch für ihn keine „dogmatische 0815 Regeln“ sind und er individuell entscheide. Ein HA sagte dazu, dass er mit Leitlinien vor allem die evidenzbasierten in Zusammenhang bringe und „manchmal bringt es was“.

Die Leitlinien werden also im groben eingehalten, bzw. damit gearbeitet, auch wenn man sie teilweise als Eingriff in die ärztliche Arbeit sieht.

T 13: Fortbildungen zum Thema Schmerzabteilung

Positive Äußerungen:

- „Es ist ein Zeitfaktor. Es ist gut“.... „Schlimme Sachen in der KV-Fortbildung. Da ist die Pharmaindustrie sehr viel besser.“
- „Ja sehr wichtig“.... „es ist wirklich viel Aufklärungsarbeit auch unter den Ärzten notwendig“
- „ich mach schon Fortbildungen zu Schmerz“.... „Jedoch kaum Zeit dafür“
- „ja gut. Ja wenn so was angeboten wird“

Negative Äußerungen:

- „ne, hab ich noch nicht in Erwägung gezogen“
- „nein hab ich noch nicht teilgenommen“

Fortbildungen werden von den meisten Hausärzten gut empfunden. Das Problem dabei ist jedoch für viele ein Zeitfaktor. Daher kommen sie wohl auch meist zu kurz.

T 14: Der Standpunkt zu alternativen Methoden und invasive Maßnahmen

3 Mediziner standen dem Thema sehr bis eher kritisch gegenüber. 2 von ihnen machen gelegentlich invasive Maßnahmen wie Injektionen. Dabei nannten diese beiden HÄ als Grund, dass die Maßnahmen nur schlecht oder gar nicht bezahlt werden.

7 HÄ standen der alternativen und invasiven Maßnahmen eher offen. Bei dieser Frage konnte man zum ersten Mal auch eine eindeutige Geschlechtertrennung feststellen. Es waren vor allem die Ärztinnen die sich sehr offen für alternative Methoden äußerten.

Alternative Methoden die angewendet werden:

- Akupunktur (7)
- Neuraltherapie (2)
- Chirotherapie, homöopathische Mittel (3)
- „offen für fast alles wenn es dem Patienten gut tut"

2 HÄ nannten auch hier das Problem der Bezahlung, jedoch versuchen sie soviel wie möglich auf Kassenleistung laufen zu lassen und Zuzahlungen gering zu halten.

Invasive Maßnahmen:

- Injektionen (4)
- Infiltrationen, Infusionen, „überweise entsprechend“ (2)
- „bemühen wir uns das nicht als ersten Schritt zu tun“

T 15: Die Zukunft der Versorgung von Schmerzpatienten

Aussagen der HÄ:

- „wünsche mir das mehr HÄ sich dem Thema annehmen“….."Ich fad es Schade, dass sie die Schmerztherapie aus den Händen gegeben haben. Es weiß keiner mehr was über Schmerztherapie“…."das der Patient bei seinem HA gut schmerztherapeutisch therapiert wird“
- „viele Leute nicht genügend versorgt sind“…."Aufklärungsarbeit in der Richtung“…. „mehr spezielle Einrichtungen“…. „denke auch das viele aus finanzieller Erwägung vielleicht nicht eine optimale Schmerztherapie machen“
- „Eigenverantwortung von den Betroffenen“…. „wünsche mir eine gute Zusammenarbeit und eine bessere Kommunikation“….."Zeitdruck und Organisationsdruck“
- Das Patienten den „Umgang mit sich selber“ steigern. Budgetdruck.
- „unzureichend was den Stellenwert der Schmerztherapie in der allgemeinen ärztlichen Versorgung angeht“…. Budgetdruck

- „die Dinge die wir tun sind ja eigentlich schon ganz gut“..... „mehr Kollegen sich mit Schmerztherapie beschäftigen“
- „na das größte die Preisprobleme“..... „Die Organisation der KV ist so schwachsinnig. Das liegt aber auch daran das nicht Mediziner dort das sagen haben.“
- „die Kosten der Medikamente der Schmerztherapie nicht Richtgrößen gesteuert werden dürfen“.... „Schmerzbehandlung teuer ist“.... „Zukunft sehe ich nicht hell“....“Schmerzpatienten eh unbequem, zeitaufwendig und oft nicht dankbar sind“.....“Geben sie Erfolgsprämien für Schmerzpatienten, sie würden nur noch schmerzfreie Deutsche haben.“
- „Schade ist der Budgetzwang“.... „muss man öfters zum Orthopäden überweisen, auch wenn man es nicht will“.... „auch die Kuren praktisch gegen Null tendieren“
- „eigentlich so, dass so was Zentren übernehmen“....“HÄ damit entlasten“

Bei der Zukunft der Schmerzversorgung sehen die HÄ ein eindeutigen Bedarf, jedoch werden die Probleme auch genannt. An erster Stelle ist der Budgetdruck und der Zwang die Kosten niedrig zu halten. Eine Entlastung aus Sicht der HÄ, dass z. B. Schmerzpatienten mehr bezahlt werden, oder in speziellen Schmerzzentren versorgt werden sehen auch einige Ärzte. Zusammenfassend kann gesagt werden, die Schmerztherapie ist wichtig, wird jedoch aus Sicht der Ärzte vom Gesundheitswesen noch nicht so gesehen und muss daher weiter gestärkt werden.

7. Diskussion und Ausblick

Im Rahmen dieser Auswertung wurden mehrere Schwachstellen bei der Versorgung von chronischen Schmerzpatienten aufgedeckt. Dabei könnte man manche negative Äußerungen und Einstellungen ändern, da sie positiven Meinungen gegenüberstehen.

Negativ	**Positiv**
Einfluss der Ausbildung	Wissen durch Erfahrung und Fortbildung
Zögerlich bei Überweisungen	Multimodale Therapieansätze
Kommunikation und Kooperation mit SsE	Rolle der SsE

Tabelle 7: Negative und Positive Einstellungen der Interviewten

Die in Tabelle 7 angegeben Punkte möchte ich näher erläutern und Vorschläge zur Diskussion bringen.

Schon bei der Ausbildung zeigt sich, dass das Thema Schmerz aus Sicht der Interviewten eindeutig zu kurz kommt. Das Wissen und die Behandlung wird daher vielmehr durch die Erfahrung geprägt, was wiederum unterschiedliche Behandlungskonzepte ergeben kann. Der Wissensstand auf dem Gebiet des Schmerzes sollte daher verbessert werden. Konkret müsste das neu in die Ausbildungsordnung von Humanmedizinern eingeführte Fach „Schmerztherapie“ noch weiter ausgebaut werden und einen noch größeren Anteil, z. B. an den Fragen im Staatsexamen, erhalten.

Weiterhin könnte z. B. die Zusatzbezeichnung „Spezielle Schmerztherapie“ Pflicht für den Facharzt für Allgemeinmedizin werden (der auch bei vielen Patienten die hausärztliche Versorgung übernimmt). Ein Großteil der Schmerzpatienten – auch der sogenannten „Problempatienten“ - könnte damit ausreichend in der Primärversorgung behandelt werden. Die Ausbildung müsste aber auch beinhalten, eigene Behandlungsgrenzen zu kennen und falls notwendig Überweisungen an Spezialisten zu veranlassen.

Für „ältere“ Hausärzte sollte im Gegenzug die Möglichkeit der Fortbildungen erweitert und erleichtert werden. Da sich bei den Interviewten durchaus Interesse zum Thema Fortbildung und Schmerztherapie gezeigt hat, wäre dies eine Möglichkeit das Wissen im Bereich Schmerzen zu verbessern.

Eine weitere Möglichkeit wäre die Unterstützung und Bildung von „Schmerzzirkeln“. Bei dieser Art von Fort-, bzw. Weiterbildung, könnte der Hausarzt sein Wissen mit anderen teilen und würde nicht wie bei allgemeinen Fortbildungen „von oben“ Wissen „eingehämmert“ bekommen, sondern auf einer Ebene mit Kollegen sein Wissen teilen und dabei noch erweitern. Diese Schmerzzirkeln hätten sogar dien Vorteil, dass sie interdisziplinär sein könnte.

Durch diesen interdisziplinären Austausch würde man die zweite Schwachstelle durchaus bekämpfen können. Die Interviewten zeigten sich sehr offen im Bezug der multimodalen Therapie. In der Praxis scheint sie jedoch nicht angekommen zu sein.

Die HÄ überweisen zwar zu anderen Kollegen und Fachärzten, tun dies jedoch im Grunde meist ungern (Überweisungen zu SsE noch seltener) und mit keinem grossen Erfolg. Dies kann schon daran liegen, das es wohl keine eindeutigen Kriterien gibt, wann ein Patient weitergehender Behandlung bedarf und wann nicht. So ist z. B. klar, dass ein Hypertoniker, wenn er vom Hausarzt nicht befriedigend eingestellt werden kann, zum Facharzt weiter überwiesen wird.

Diesen selbstverständlichen Schritt gibt es demnach häufig beim Schmerzpatienten nicht. Jeder Schmerzpatient sollte aber ebenso die Chance haben, sich bei einem Spezialisten für diese Erkrankung vorstellen zu können. Und nicht erst dann, wenn der Hausarzt und evtl. noch zugezogene Fachärzte (wie z. B. Orthopäden) nicht mehr weiterkommen.

Dies hätte zur Folge, dass mehr Schmerzeinrichtungen benötigt würden. Würde man aber gleichzeitig fordern, dass die Behandlung in einer Schmerzeinrichtung zeitlich begrenzt bliebe, würde die vorhandenen Kapazitäten ökonomischer genutzt. Dies würde sicherlich aber auch voraussetzen, dass Einrichtungen der Speziellen Schmerztherapie erstens von Hausärzten besser akzeptiert und anerkannt würden, bzw. zweitens auch überhaupt bekannt genug wären.

Hausärzte sollten daher gezielt überweisen und auch insbesondere bei Schmerzpatienten die Fachleute dafür beauftragen und nicht wie aus den Interviews zu entnehmen ist, häufig nur zur Diagnostik. Es dürfte klar sein, dass mehrfach Diagnostik, insbesondere Röntgen, CT´s und MRT´s oft keine therapeutische Relevanz haben. Diese häufigen Überweisungen rein zur Diagnostik belasten sowohl finanziell das Gesundheitssystem und den Patienten durch Strahlenbelastung, zeitliche Belastung etc.

Aber auch allzu häufige Besuche bei Fachärzten, z. B. zum „Spritzen", können Chronifizierungsprozesse begünstigen, indem sie die Abhängigkeit des Patienten von dem Arzt oder der Methode fördern und eine selbst motivierte multimodale Therapie des Patienten verhindern.

Krankenkassen könnten an dieser Stelle regulatorisch eingreifen, indem z. B. die Kosten für wiederholte Röntgen-, CT- oder MRT-Untersuchungen nur bei spezieller Begründung übernommen würden.

Auch ein Nachhaken der Krankenkasse bei einer sehr hohen Anzahl der Facharztkontakte wäre denkbar. Ebenso könnte eine Vergütung von therapeutischen Leistungen außerhalb von Leitlinien einer speziellen Begründung bedürfen. So könnte man einige andere Beispiele aufzählen, wo Regulatorien letztendlich sogar einen positiven Effekt auf die Qualität der Diagnostik und Behandlung des Patienten hätten. Auf der anderen Seite stünde natürlich der Eingriff in die Entscheidungsfreiheit des Arztes.

Der dritte Punkt betrifft die SsE und deren Arbeit direkt. Die Hausärzte waren sich einig, dass sie die Rolle der SsE durchaus positv und wichtig sehen, jedoch grosse Probleme mit der Kommunikation, Kooperation und Arbeitsweise der SsE haben.

Die Behandlung in den SsE sollte zeitlich limitiert werden, um die Ressourcen optimal zu nutzen und die Rolle des Hausarztes zu stärken. Es muss dabei klar werden, dass die SsE nicht gegen die Hausärzte arbeitet sondern mit ihnen. Das setzt eine bessere Kommunikation zwischen den Schmerztherapeuten in der SsE und Hausärzten voraus. Eine gute schriftliche und verbale Kommunikation sowie eine zügige Rücküberweisung an den Hausarzt wäre sicherlich die beste Voraussetzung, um umgekehrt die Akzeptanz der SsE zu erhöhen. Dies sollte auch ein Qualitätsmerkmal für die SsE werden. Dadurch würde man auch eine häufigere und frühere Überweisung von der Primärversorgung zu SsE erreichen. Weniger chronifizierte Patienten würden wiederum zu höheren Erfolgsquoten in den SsE führen.

Hinsichtlich der Verbesserung der Schmerzversorgung der Bevölkerung und der Rolle der Speziellen Schmerzeinrichtungen sind zwei Entwicklungsmodelle denkbar.

Entweder muss der Schwerpunkt der Schmerzversorgung in der Primärversorgung sowie bei Fachärzten deutlich verbessert werden, indem entsprechende Fortbildungen, Zusatzbezeichnungen etc. auch finanziell honoriert würde. Bei einer solchen Optimierung der Primärversorgung dürfte die jetzige Zahl der Speziellen Schmerzeinrichtungen ausreichen. Spezielle Schmerzeinrichtungen würden dann lediglich konsiliarisch zu besonders schwierigen Fällen hinzugezogen.

Ein anderes Modell wäre der Ausbau der Speziellen Schmerzeinrichtungen. Diese müssten sowohl quantitativ zunehmen als auch qualitative Voraussetzungen erfüllen. In diesen Einrichtungen müsste eine wirkliche multimodale und interdisziplinäre Therapie möglich sein. Dadurch würde man mehr Patienten aus der Primärversorgung nehmen, bzw. die Hausärzte entlasten.

Jeder Schmerzpatient bräuchte einen Hausarzt, der quasi als Organisator sämtliche Befunde, Therapieversuche, Facharztkontakte etc. koordiniert und begleitet. Jeder hinzugezogene weitere Diagnostiker und Therapeut müsste zeitnah an den Hausarzt schriftliche Befunde schicken sowie in Problemfällen auch telefonisch Kontakt aufnehmen. Eine solche Aufgabe erfordert Zeit und Engagement, das derzeit nicht vergütet wird. Ebenso wird nicht ausgeglichen, dass Schmerzpatienten viel Zeit hinsichtlich der ärztlichen Gesprächsführung bedürfen.

Literaturverzeichnis

Andersson H, Ejlertson G, Leden I, Rosenberg C (1993): Chronic pain in a geographically defined general population. In: Clinical Pain 9, 174-182.

Andersson H, Ejlertson G, Leden I, Schersten B (1999): Impact of chronic pain on health care seeking, self care, and medication. Results from a population-based Swedish study. In: Epidemiol Community Health 53, 503-509.

Becker N, Sjoegren P, Bech P, Olsen A (2000): Treatment outcome of chronic non-malignant pain patients managed in a Danish multidisciplinary pain centre compared to general practice. A randomised controlled trial 84, 203-211.

Bellach B, Ellert, U, Radoschewski M (2000): Epidemiologie des Schmerzes – Ergebnisse des Bundesgesundheitssurveys 1998. Bundesgesundheitsblatt 41, 424-431.

Bingefors K, Isacson D (2004): Epidemiology, Co-morbidity, and Impact on Health-related Quality of Life of Self-reported Headache and Musculoskeletal Pain. In: Pain 8, 435-450.

Blyth F, March L, Cousins M (2004): Chronic Pain and Frequent use of Health Care. In: Pain 111, 51-58.

Böger R, Schmidt G (2001): Analgetika. In: Schwabe U, Pfaffrath D (Hg.): Arzneiverordnungsreport 2001. Berlin: Springer, 89-102.

Breivik H, Collett B et al. (2006): Survey of chronic pain in Europe. In: Eur J Pain 10, 287-333.

Chen P, Chen J, Gin T (2004): Out-patient Chronic Pain Service in Hong Kong. In: Hong Kong Med J 10, 150-155.

Davies H (1994): Waiting in Pain. Delays between Referral and Consultation in Outpatient Pain Clinics. In: Anaesthesia 49, 661-665.

Dowson A (2003): Analysis of the Patients Attending a Specialist UK Headache Clinic over a 3-Year Period. Headache 43, 14-18.

Drucksache der Bundesregierung 15/2295 vom 22. Dezember 2003.

Flor H, Fydrich T, Turk D (1992): Efficacy of Multidisciplinary Pain Treatment Centers. In: Pain 49, 221-230.

Gerbershagen H (1996): Das Mainzer Studienkonzept des Schmerzes. In: Klinger D, Morawetz R, Thoden U, Zimmermann N (Hg.): Antidepressiva und Analgetika. Wien: Arachne, 71-95.

Gerbershagen H, Knuth D, Soyka D, Werner B (2002): Organisationsstrukturen der Schmerzmedizin in Deutschland. In: Beck H, Martin E, Motsch (Hg.): Schmerztherapie. Stuttgart: Thieme, 576-581.

Gläser J, Laudel G (2006): Experteninterviews und qualitative Inhaltsanalyse. Wiesbaden: VS Verlag, 191-252.

Guzman J, Esmail R, Irvin E (2002): Multidisciplinary Bio-psycho-social Rehabilitation for Chronic Low Back pain. Cochrane Database Syst Rev, CD000963.

Haetzman M, Elliott A, Smith B (2003): Chronic Pain and the Use of Conventional and Alternative Therapy. In: Family Practice 20, 147-154.

Hayden J, van Tulder M, Koes B: Meta-Analysis: Ecercise Therapy for Nonspecific Low Back Pain. Indernational Med 142, 765-775.

Hildebrand J (1997): Behandlung und Rehabilitation chronischer Schmerzpatienten . Berlin: Springer, 516-527.

Johansen B, Mainz J, Sabroe S (2004): Quality Improvement in an Outpatient Department for Subacute Low Back Pain Patients. In: Spine 29, 925-931.

Jamison R, Gintner L, Rogers J (2002): Disease Management for Chronic Pain. In: Gallagher R (Hg.): Pain Medicine. Philadelphia: American Academy of Pain Medicine, 92-101.

Keogh E (2005): Gender Moderates the Association between Depression and Disability in Chronic Pain Patients. In: Eur J Pain, Jul 9.

Kohlmann T (2001): Bevölkerungsbezogene Epidemiologie am Beispiel chronischer Rückenschmerzen. In: Zens M, Jurna I (Hg.): Lehrbuch der Schmerztherapie. Stuttgart: Wissenschaftliche Verlagsgesellschaft, 221-229.

Kohlmann T (2003): Muskuloskelettale Schmerzen in der Bevölkerung. In: Der Schmerz 17, 405-411.

Lang, E, Liebig K, Kastner S (2003): Multidisciplinary Rehabilitation Versus Usual Care for Chronic Low Back Pain in the Community. In: Spine J 3, 270-276.

Latza U, Kohlmann T, Deck R (2004): Can Health Care Utilization Explain the Association between Socioeconomic Status an Back Pain? In: Spine 29, 1561-1566.

Lindena G, Hildebrandt J, Diener H, Schöps P, Maier C (2004): Schmerztherapeutische Angebote an Kliniken in Deutschland. In: Der Schmerz 18, 10-16.

Meuser M, Nagel U (2005): Experteninterviews – vielfach erprobt, wenig bedacht. In: Bogner A, Littig B, Menz W (Hg.): Das Experteninterview. Wiesbaden: VS Verlag, 71-93.

Müller-Mundt G (2005): Chronischer Schmerz. Bern: Huber; 11-25.

Rossi P, Di Lorenzo G, Malpezzi M (2005): Depressive Symptoms and Insecure Attachment as Predictors of Disability in a Clinical Population of Patients with Episodic and Chronic Migraine. In: Headache 45, 561-570.

Schmidt C, Kohlmann T (2005): Epidemiologische Ergebnisse zu Prävalenz, Inzidenz, Verlauf, Risikofaktoren. In: Zeitschrift für Orthopädie und ihre Grenzgebiete 143, 292-298.

Schumacher J, Brähler E (1999): Prävalenz von Schmerzen in der deutschen Bevölkerung. Ergebnisse repräsentativer Erhebungen mit dem Gießener Beschwerdebogen. In: Der Schmerz 13, 375-384.

Soyka D (2001): Veränderung der Schmerztherapie in Deutschland. In. Der Schmerz 15, 81-84.

StaBa – Statistisches Bundesamt (2002): Gesundheitsberichterstattung des Bundes, Heft 7, Chronische Schmerzen. Berlin: Robert-Koch-Institut, 3-18.

Verhaak P, Keersens J, Dekker J, Sorbi M, Bensing J (1998): Prevalence of Chronic begin pain disorder among adults: a review of literature. In: Pain 77, 231-239.

Zimmer C (2004): Schmerz und Geschlecht. In: Basler H, Franz C, Kröner-Herwig B (Hg.): Psychologische Schmerztherapie. Berlin: Springer, 203-215.

Zimmermann M (2001): Die Versorgung von Patienten mit chronischen Schmerzen. In: Der Schmerz 15, 85-91.

Anhang:

Begrüßung

- **Erzählen Sie etwas über den Stellenwert, den das Thema Schmerz in Ihrer Praxis hat.**
- Wie viele Patienten sind ca. betroffen? %
- Welche Arten von Schmerz haben dabei die größte Rolle?

- **Ein Patient kommt mit chronischen Schmerzen zu Ihnen. Wie gehen Sie damit um?**
- Worauf begründen Sie Ihre Vorgehensweise?
  - Hat Ihre Ausbildung oder Ihre Erfahrung sie dabei beeinflusst?

- **Welche Rolle spielt für Sie die Zusammenarbeit mit Kollegen bei chronischen Schmerzpatienten?**
  - Bei welchen Diagnosen überweisen Sie hauptsächlich und an welche Facharztgruppe? Mit welchem Erfolg?

- **Häufig fällt bei der Behandlung von chronischen Schmerzpatienten das Schlagwort „multimodale Therapie". Was halten Sie davon und ist es umsetzbar?**

- **Kooperieren Sie auch mit einer SsE und überweisen Sie dort Patienten hin? Bzw. kennen Sie welche?**
  - Wie sieht diese Kooperation aus und wie ist sie zustande gekommen?
  - Wie oft überweisen Sie dorthin? Wann überweisen Sie dorthin bzw. bei welchen Diagnosen überweisen Sie?
  - Welche Erfahrungen haben Sie dabei gemacht?

- Wie sieht die Kommunikation bei der Behandlung durch eine SsE aus?
- Sind Sie mit der Zusammenarbeit zufrieden? Oder was könnte Ihrer Meinung noch verbessert werden?

- **Wie sehen Sie generell die Rolle der SsE?**
  - Wie wichtig sind für Sie die SsE?

- **Es gibt zahlreiche Leitlinien zum Thema „Schmerz", wie stehen Sie dazu? [Fakultativ]**
  - Wie sehen Sie die praktische Umsetzung der Leitlinien?
  - Wie stehen Sie zu Fortbildungen oder Schmerzkonferenzen um Ihr Wissen über Schmerzen zu erweitern?

- **Wie stehen Sie zu einer alternativen Methode in der Behandlung von Schmerzen und was halten Sie von invasiven Maßnahmen?**
  - Welche alternative Methoden wenden Sie an und wann?
  - Welche invasive Maßnahmen wenden Sie an und wann? Sehen Sie ein Nutzen in diesen?

10. Zuletzt würde ich gerne wissen wie Sie die Versorgung von Schmerzpatienten in der Zukunft sehen und welche Sie sich wünschen?

Bedankung